VÉNUS BIBLION

ARCANES

PHYSIOLOGIQUES

LA

BEAUTÉ

CONSERVÉE ET RESTITUÉE

PAR

LA

SCIENCE

PROFESSEUR Y. H. KHÂMED

PARIS ET PAPHOS

1899

VÉNUS BIBLION

—

Les Soins intimes

SAINT-DENIS. — IMP. H. BOUILLANT, 20, RUE DE PARIS

Vénus Biblion

ARCANES

PHYSIOLOGIQUES

LA BEAUTÉ CONSERVÉE

ET

RESTITUÉE PAR LA SCIENCE

LES SOINS INTIMES

PROFESSEUR Y. H. KHAMED

PARIS ET PAPHOS

—

1899

LES SOINS INTIMES

Vénus Biblion

LES SOINS INTIMES

Les soins intimes ont une importance bien plus considérable qu'on ne le suppose généralement non seulement pour le maintien en bon état de la santé générale, mais surtout pour la conservation de la beauté.

Il n'y a pas, chez la femme, une autre partie du corps plus sensible et plus sujette à la maladie.

Les raisons en sont multiples ; d'abord, ces parties étant presque uniquement composées de muqueuses, sont, par cela seul, plus sensibles aux influences extérieures ; ensuite, la position qu'elles occupent et l'habitude des pantalons ouverts les met en contact avec les poussières et les germes nocifs soulevés par la marche ; de plus, par suite de la présence des muqueuses et de l'excitation produite par la marche, il existe toujours un certain degré d'humidité qui retient et fixe les impuretés qui peuvent venir en contact avec elles.

D'autre part, la pudeur innée de la femme lui inspire une répugnance toute naturelle à mettre un tiers, fut-ce un médecin dans les secrets de ses malaises intimes, et, quant à autoriser une visite locale, il n'y a pas une femme sur mille qui consentira à s'y soumettre.

Il faut aussi remarquer que les fonctions normales auxquelles la nature assujettit mensuellement la femme sont une nouvelle source de nombreuses indispositions.

Enfin, les femmes mariées doivent encore tenir compte des rapports conjugaux, que, pour beaucoup de raisons morales, elles ne peuvent pas toujours éviter, quand elles le devraient, crainte de mécontenter leurs maris ou pour ne pas avoir à parler de petits malaises intimes qu'elles préfèrent garder secrets.

Or, ces petits malaises, qui peuvent n'être rien par eux-mêmes et dont il est facile de se débarrasser quand on sait s'y prendre, deviennent l'origine de quantités de maladies graves quand ils sont négligés ou mal soignés.

Je le répète et ne saurais trop insister à ce

sujet : si une femme tient à conserver intactes sa beauté, sa fraîcheur et la fermeté de ses chairs, elle doit se surveiller constamment de ce côté et veiller avec un soin jaloux au bon état de santé de cette partie d'elle-même.

Pour arriver à ce résultat elle devra :

1° Connaître parfaitement la façon dont sont constitués ces organes ;

2° Savoir quels sont les soins journaliers nécessaires pour les conserver intacts ;

3° Pouvoir déterminer elle-même, après inspection, les divers symptômes des états maladifs ;

4° Être à même d'y porter immédiatement remède pour arriver ainsi à un retour rapide à l'état normal.

En résumé, comme la femme, en ce qui concerne ce point, ne consulte jamais son médecin avant d'être sérieusement malade, c'est-à-dire toujours trop tard, elle doit être parfaitement à même de soigner ses petites indispositions intimes sans avoir besoin de consulter qui que ce soit.

C'est pour lui permettre d'arriver à ce résultat que j'ai écrit ce dixième chapitre.

I

DESCRIPTION

Le système sexuel de la femme comprend :

Une partie apparente ou organes externes ;

Une partie moyenne qui sert de couloir pour arriver à la partie profonde ;

Une partie profonde qui constitue pour la mère le premier berceau de l'enfant qui naîtra neuf mois plus tard.

1° Organes externes.

Ils comprennent :

A. — *Un plan superficiel formé en avant par le* **Pénil** *ou* **Mont de Vénus**, *et en arrière par les grandes lèvres.*

B. — *Un plan moyen constitué par les petites lèvres et un appendice érectile.*

C. — *Un plan profond appelé* **Vestibule.**

A. — **Plan superficiel.** — Le **pénil** est une éminence arrondie, plus ou moins prononcée d'après les personnes, située au-devant du pubis, au-dessus des grandes lèvres. — Sa saillie est due en grande partie à celle des os et en partie à une couche de tissus graisseux ; il est pourvu d'un système pileux qui se développe à la puberté.

Les grandes lèvres sont des replis de la peau qui limitent l'entrée du vestibule. — Elles présentent :

1º *Une face externe pourvue de système pileux;*

2º *Une face interne, humide, lisse et de couleur rosée ;*

3º *Un bord arrondi, dont l'aspect et la nature sont les mêmes que ceux de la face externe.*

Les points où les grandes lèvres se rejoignent s'appellent : **Commissures**.

Celle d'en haut appelée commissure antérieure, décrit une espèce d'arcade arrondie qui surmonte le petit appendice érectile dont elle est séparée par un espace d'environ un centimètre et demi.

Celle d'en bas, appelée commissure postérieure, forme une bride saillante appelée four chette ; l'intervalle qui sépare la fourchette de l'orifice du système intestinal prend le nom de **périnée des accoucheurs**; cet espace mesure d'un et demi à deux centimètres.

L'intervalle qui sépare par en haut, c'est-à-dire dans l'autre sens, la fourchette de l'orifice de la partie moyenne ou couloir qui conduit à la partie profonde, se présente comme une dépression assez profonde qui porte le nom de **fosse naviculaire.**

Les grandes lèvres sont fermes, unies, exactement appliquées l'une à l'autre chez les enfants, les vierges et les jeunes femmes douées d'un certain embonpoint. Chez les femmes amaigries ou âgées elles perdent leur consistence et restent entr'ouvertes.

Les grandes lèvres présentent un appareil pileux bien développé et des glandes sébacées volumineuses, dont quelques-unes s'ouvrent librement à la surface; on y trouve aussi une quantité notable de glandes sudoripares dont plusieurs appartiennent à la grosse variété des glandes odorantes.

Les grandes lèvres ne sont donc pas des muqueuses, mais bien un repli de la peau avec sa couche cornée et toutes ses glandes.

Il en résulte que nous y rencontrerons, malheureusement trop souvent, toutes les maladies de peau comme les séborrhées, l'acné sous toutes ses formes, l'eczéma, l'herpès, etc., etc.

B. — **Plan moyen.** — Entre les grandes lèvres, sur les côtés du vestibule se rencontrent deux autres replis cutanés appelés : les **petites lèvres**.

Ordinairement de couleur rosée, elles prennent quelquefois l'apparence et l'aspect de la peau quand elles viennent dépasser les grandes lèvres et se trouver ainsi au contact de l'air.

Leur longueur est de trois à trois centimètres et demi et leur largeur d'environ un bon centimètre ; épaisseur, pas tout à fait un demi-centimètre. Leurs dimensions varient quelquefois d'un côté à l'autre.

Leur face externe plane répond à la face interne des grandes lèvres dont elle est séparée par un sillon assez profond. — La face interne s'applique à celle du côté opposé.

Le bord libre est convexe. — Quant au bord adhérent, il se continue en dedans avec la muqueuse du vestibule et en dehors avec la peau des grandes lèvres.

A la partie supérieure, au point de rencontre des petites lèvres de chaque côté, que nous appelons commissure, les extrémités supérieures se bifurquent ; les branches supérieures de bifurcation passent au-dessus du petit appendice érectile et en se rejoignant viennent le coiffer comme d'un petit capuchon.

Les branches inférieures de bifurcation se rejoignent en s'unissant à la base du petit appendice.

Les petites lèvres ne contiennent pas de tissu graisseux ; elles paraissent être le lieu de transition entre les muqueuses du vestibule et la peau proprement dite des grandes lèvres.

Elles peuvent même se rapprocher plus ou moins soit des muqueuses soit de la peau d'après leur position par rapport aux grandes lèvres.

Quand elles sont complètement cachées par les grandes lèvres elles se rapprochent des muqueuses ; quand, au contraire, elles débordent extérieurement, leur nature se rapproche de celle de la peau.

Elles renferment une quantité notable de glandes sébacées libres, surtout abondante vers leur partie moyenne.

Ces glandes restent stationnaires jusqu'à la puberté et ne se développent même complètement que pendant la grossesse.

Le petit appendice est un organe érectile, placé à environ un centimètre et demi en dessous de la commissure des grandes lèvres où il forme une saillie d'un à un centimètre et demi de hauteur.

Isolé des parties voisines, le corps de l'appendice est rond et montre quelquefois à sa partie inférieure un léger sillon qui se prolonge jusqu'à son extrémité libre.

Chez certaines femmes il acquiert quelquefois une longueur extraordinaire et sa partie libre peut atteindre jusqu'à treize centimètres. Ordinairement, ce petit appendice conserve toujours sa forme recourbée ; même, lorsqu'il se gonfle pour arriver à l'état d'érection il se redresse fort peu, car il est attaché par en haut et par en bas aux petites lèvres.

Le petit appendice est un appareil sensitif très riche ; les filets nerveux qui le pénètrent supportent des petits corpuscules spéciaux désignés sous le nom de **Corpuscules de volupté** ; à sa base, se trouve une glande appelée **glande de Wertheimer**.

C. — **Plan profond**.

Le plan profond comprend :

Le **Vestibule** proprement dit, le **Méat** ou orifice de la vessie, l'**orifice** de la partie moyenne ou conduit qui mène à la partie profonde (utérus), **les glandes de Bartholin**.

Le **Vestibule** comprend la partie circonscrite par les petites lèvres ; cette région est tapissée d'une membrane de revêtement distincte de la peau, formée par une muqueuse dépourvue de glandes.

Le méat est de forme circulaire un peu allongée et placé au centre d'un petit bourrelet saillant à peu près à moitié chemin entre le petit appendice et l'orifice du conduit. A droite et à gauche se trouve un petit pertuis appelé canalicule uréthral. Ces deux canalicules s'enflamment très souvent.

L'orifice du conduit est rétréci chez la femme vierge par une membrane nommée **hymen**. Sur les côtés de l'hymen viennent déboucher les conduits excréteurs des glandes de Bartholin.

Les glandes de Bartholin sont situées sur les parties latérales de l'orifice du conduit au niveau de son tiers inférieur, elles sont le plus ordinairement aplaties en forme d'amande et mesurent environ un centimètre à un centimètre et demi de longueur. C'est pendant la période d'activité sexuelle qu'elles sont le plus développées et elles s'atrophient généralement après l'âge critique.

Maintenant que nous avons donné une idée générale des organes externes, nous allons décrire :

1° *Les soins journaliers qu'il convient de leur donner* ;

2° *Les états maladifs qui peuvent survenir* ;

3° *Les moyens d'y remédier.*

1° Soins journaliers :

Les soins donnés aux organes externes doivent avoir un triple but :

1° Enlever les impuretés solubles dans l'eau.

2° Enlever les corps gras qui proviennent des excrétions des glandes sébacées des grandes et petites lèvres, corps gras qui sont le séjour favoris des microbes.

3° Aseptiser les organes de façon à éviter les maladies parasitaires si fréquentes sur ces organes.

Pour émulsionner les corps gras, nous emploierons une liqueur savonneuse, car, comme le nettoyage nous met en contact direct avec des muqueuses, le savon ne peut être employé comme trop irritant.

Nous détruirons ensuite les germes avec une solution antiseptique. Il faut avoir soin de proscrire l'emploi du cold-cream, qui, composé uniquement de cire vierge, d'huile et d'eau de rose, rancit avec la plus extrême facilité, en-

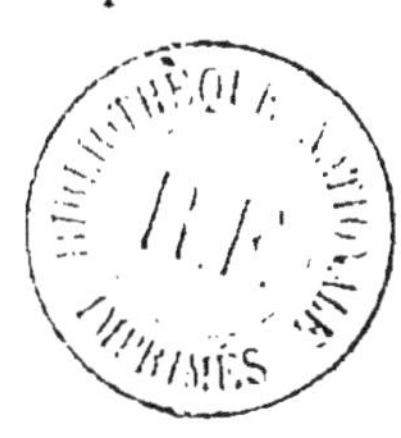

crasse les parties avec lesquelles il est en contact et vient former un admirable terrain de culture pour les germes pathogènes ; l'emploi du cold-cream est la source de nombreux états inflammatoires dont on cherche vainement l'origine.

L'injection qui a pour but le nettoyage des parties internes, ne doit jamais être faite journellement ; c'est un abus absolument fatal, source de bien des maladies du col de l'utérus, et les médecins qui connaissent un peu leur métier ne la tolèrent que quatre à cinq fois par mois. Du reste, nous en reparlerons tout à l'heure.

Pratique des soins journaliers des organes externes.

Tous les soirs et tous les matins humecter un tampon d'ouate dans la liqueur savonneuse, tremper dans l'eau tiède et savonner avec soin, (on ne doit pas nettoyer seulement la partie externe des grandes lèvres mais aussi et surtout le vestibule, la fosse naviculaire, les petites lèvres et le petit appendice érectile).

Rincer à l'eau tiède ; essuyer légèrement ; tamponner soigneusement partout avec un morceau d'ouate trempé dans la solution antiseptique parfumée. Sécher, puis passer un petit tampon de foulard humecté de quelques gouttes d'essence huileuse parfumée antiseptique.

Ce nettoyage comprend inclusivement depuis le pubis jusqu'à l'orifice du canal intestinal. On ne doit jamais employer ni la poudre, ni la vaseline, ni le cold-cream.

Toutes les vaselines irritent les muqueuses.

La poudre les encrasse ; quant au cold-cream, j'ai déjà dit ce que j'en pense.

2° États maladifs.

A. — **Prurit ou démangeaison.** — C'est généralement, on peut même dire toujours, le premier symptôme qui indique que les choses ne sont pas comme elles devraient être.

Il faut y remédier immédiatement par la décongestion et l'antiseptie. Ces deux remèdes sont infaillibles. On a recours à deux méthodes ; d'abord les lotions, et, si elles ne réussissent pas, les applications.

Il est à recommander de ne jamais employer de corps gras sous forme de pommades ou de pâtes, sauf de rares exceptions ; il est bien préférable d'avoir recours aux solutions aqueuses ou légèrement alcooliques.

Vous commencez par des lotions à la solution

antiseptique forte suivies de lotions à la solution décongestionnante.

Si les démangeaisons et la sensation de chaleur subsiste, vous avez recours aux applications à demeure.

Après la lotion à l'antiseptique vous trempez un tampon d'ouate dans la solution décongestionnante, vous mettez en place et vous maintenez avec une serviette spéciale comme dans les indispositions mensuelles.

Le prurit, quand il est localisé au petit appendice, tend à le mettre en état d'érection; sa sensibilité exagérée, résultant du développement de son système nerveux, nécessite, pour son cas, l'emploi d'un calmant spécial destiné à agir directement sur les extrémités nerveuses sensuelles.

Quelles que soient les causes de ce prurit, les remèdes sont les mêmes : calmants, décongestionnants, antiseptiques.

Nous considérerons trois cas :

1° *Le phénomène est passager.*

2° *Le phénomène est habituel, mais sans habitudes vicieuses.*

3° *Le prurit a déterminé chez l'enfant ou la jeune fille des habitudes vicieuses invétérées.*

Ce dernier cas — inutile d'y insister — est grave.

Dans le premier cas, les soins indiqués ci-dessus suffisent à faire disparaître le prurit en supprimant la cause.

Dans le deuxième cas, il suffira, après le traitement donné, d'humecter largement le petit appendice et les parties voisines avec la liqueur calmante.

Dans le troisième cas, il faudra avoir recours, soir et matin, à des applications locales sur le petit appendice de poudre souveraine.

Cette préparation endort complètement la sensibilité du petit appendice ; elle n'est nullement dangereuse et ne contient pas un atome de cocaïne. Quelques heures à peine après l'application de cette poudre souveraine, la sensation recherchée par l'enfant qui a de mauvaises habitudes, devient impossible à obtenir. L'enfant, en se livrant à ces détestables attouchements, ne perçoit pas plus de sensations que s'il frottait son genou ou son coude, et, ne pouvant arriver au but qu'il poursuit, il finit par perdre ses mauvaises habitudes au bout d'un certain temps. Quand tout est revenu dans l'ordre, on cesse les applications de poudre souveraine et la sensibilité revient peu à peu car elle n'est pas détruite, mais seulement endormie.

B. — **Apparition d'un enduit blanchâtre.**

— Si le prurit n'a pas été soigné à temps, l'inflammation des muqueuses suit son cours, la cuisson augmente, la douleur s'accroît, la muqueuse, rouge d'abord, se recouvre d'un enduit blanchâtre, muqueux, dû à la sécrétion des glandes; c'est le deuxième état.

Dans le troisième état, les microbes ont fondé leurs colonies et la sécrétion devient séro-purulente, crémeuse, verdâtre, tache le linge et irrite la peau du périnée et la face interne des cuisses; les petites lèvres sont tuméfiées et gonflées; au bout de quelque temps, on trouve à leur face interne, et surtout à celle des grandes lèvres, des ulcérations superficielles qui mettent le derme à nu, saignent facilement et sont très douloureuses.

Enfin, dans le quatrième état, l'inflammation s'est propagée et a gagné les glandes de Bartholin; nous en reparlerons tout à l'heure.

Pour le premier état, le prurit, nous n'avons eu à employer que deux principes : l'antiseptie et la décongestion; ici, nous sommes forcés d'avoir recours à deux nouveaux moyens pour agir directement sur le derme : la révulsion et la cautérisation.

Soins :

Deuxième état : alternez les lotions de solution antiseptique forte avec les lotions cautérisantes.

Troisième état :

1° *Lotions avec la solution antiseptique forte;*
2° *Lotions avec la solution révulsive;*
3° *Lotions avec la solution cautérisante.*

En application à demeure, un tampon d'ouate imbibé de la solution à pansement. Si la face interne des cuisses est excoriée, application de pommade adoucissante après un bon lavage à la solution antiseptique forte.

Si les grandes lèvres saignent, appliquer quelques minutes un tampon imbibé de liqueur hémostatique.

Quatrième état : Inflammation des glandes de Bartholin.

Signalement :

Sensation de chaleur ; tuméfaction de la partie postérieure de la grande lèvre qui atteint rapidement un volume considérable, prend une coloration rougeâtre violacée et devient le siège de douleurs qui s'irradient dans tous les sens ; le pus se fait jour à la face interne de la grande lèvre.

Soins :

1° *Lavage de la partie malade avec la solution antiseptique forte au moyen d'une poire à injection ;*

2° *Application à demeure de poudre pour Bartholinite. Opération à faire au moins soir et matin.*

Pour appliquer la poudre : après le lavage séchez bien, puis ramenez la grande lèvre en arrière et appliquez une forte couche de poudre ; placer un tampon d'ouate aseptisée sèche et maintenez en place par une serviette à indisposition.

C. — Inflammation des glandes sébacées, appelée folliculite sébacée ou mucipare, et acné granuleux.

Signalement :

On rencontre à la face interne des grandes lèvres des petits points saillants qui sécrètent une matière blanche qu'on peut faire sortir en pressant entre les doigts ; plus tard écoulement légèrement fétide.

Soins :

1° *Lavages à la solution antiseptique forte ;*

2° *Application au pinceau de la liqueur contre folliculite ;*

3° *Une heure après lavage antiseptique, séchage et application de poudre pour Bartholinite.*

D. — **Coups de froid.** — Toutes les muqueuses peuvent attraper des coups de froid ou coups d'air et le résultat en est toujours le même : les muqueuses sécrètent des mucosités.

L'exemple le plus connu est le rhume de cerveau ; les muqueuses des parties sexuelles, internes ou externes, sont, tout comme les autres, sujettes aux coups de froid ; ce dont les femmes n'ont pas l'air de se douter.

Une bonne partie des écoulements n'ont pas d'autre origine.

Les refroidissements locaux et coups d'air se produisent généralement dans les water-closet non chauffés par l'arrivée subite d'air froid sur des muqueuses très abritées. Ces sortes de rhumes s'attrapent le plus souvent en voyage, dans les hôtels, dans les chalets de nécessité, dans les gares de chemin de fer, etc., etc...

Il faut aussi éviter de s'asseoir sur des pierres froides, le gazon humide, etc..., etc...

Si la personne atteinte a journellement recours aux soins antiseptiques, l'écoulement, généralement connu sous le nom d'écoulement catarrhal, reste simple ; mais, si les microbes ont eu la possibilité de se fixer sur les mucosités pour y fonder leurs colonies, l'écoulement devient muco-purulent et passe au deuxième degré.

Il y a toujours deux degrés dans un écoulement.

Le premier, qui correspond à une sécrétion des muqueuses.

Le second, à la colonisation des mucosités par les microbes pathogènes.

Soins. — Alterner :

Les lotions antiseptiques fortes.
Les lotions cautérisantes.
Les lotions tonifiantes.

Je considère très important de prévenir ici mes lectrices que l'acide borique est un antiseptique des plus anodins qui n'a jamais eu à se reprocher la mort d'un seul microbe. La lotion d'une solution d'acide borique sur du mucus purulent produit le même effet qu'un cautère sur une jambe de bois. Si les médecins ont laissé l'usage de l'acide borique se répandre d'une façon aussi étendue, c'est parce qu'ils se basaient sur un raisonnement qui leur est favori : si ça ne leur fait pas de bien ça ne leur fera toujours pas de mal.

E. — Herpès et eczéma. — Ces deux états seront traités dans le *Vénus Biblion Hippocratique*, à cause de leur origine diathésique.

F. — Relâchement des grandes lèvres.— Il est dû en grande partie à l'état général et provient de l'amaigrissement et de l'âge. Il résulte de la diminution en quantité du tissu graisseux qui forme la majeure partie des grandes lèvres. Dans le premier cas, amaigrissement, on peut, à la rigueur, agir localement sur la peau pour obtenir une contraction artificielle :

Appliquer au pinceau sur la partie externe seulement une très légère couche de « gelée constrictante. »

Dans le second cas, l'âge, on peut essayer de la révulsion et de la constriction combinées.

Alterner les applications au pinceau, d'essence révulsive et de gelée constrictante ; ne pas en abuser.

G. — Engourdissement du petit appen-

dice. — Cet état dépend en grande partie de la nature de la femme.

Il peut être apparent ou inné.

Essayer l'application au pinceau d'essence revivifiante ; si, après quinze jours ou trois semaines, le résultat est nul, abandonner le traitement, car l'engourdissement est inguérissable par les remèdes locaux et il faut avoir recours aux méthodes générales qui seront exposées dans le *Vénus Biblion Hippocratique.*

Dans le traitement local, dès qu'on arrive au prurit, il faut cesser l'application pour le reprendre quelques jours après, dès que le prurit a disparu.

II

PARTIE MOYENNE, LE CONDUIT

DESCRIPTION

La partie moyenne est un conduit musculo-membraneux qui relie la partie profonde ou utérus aux organes externes dont nous avons donné la description au commencement de ce chapitre. Il sert de canal pour l'évacuation du sang menstruel, permet le rapprochement des

deux sexes et forme le chemin de sortie du nou-
veau-né.

La direction est oblique, d'avant en arrière et
de bas en haut, presque verticale chez la femme
quand elle est debout, et presque horizontale
quand elle est couchée.

Sa longueur varie entre 8 et 12 centimètres et
l'épaisseur de ses parois entre 3 et 4 milli-
mètres.

Son calibre présente des différences indivi-
duelles considérables, selon que la femme est
vierge, qu'elle est mariée depuis longtemps,
que son mari lui a plus fréquemment témoigné
son amour ou qu'elle a éprouvé de nombreuses
grossesses.

Sa forme est plutôt conique que cylindrique;
la partie la plus étroite se trouve à l'orifice externe, à l'endroit appelé *l'anneau*, et la largeur
maximum se trouve au fond du conduit du côté
où débouche l'utérus.

Ce conduit est essentiellement dilatable au
point de donner passage à l'enfant lors de
l'accouchement.

A l'état normal ses parois sont au contact et
il représente une fente se rendant de l'orifice à
l'utérus. L'extrémité qui se trouve en avant et
débouche dans le vestibule entre les petites

lèvres, se nomme *l'anneau;* elle présente à considérer un organe spongieux appelé *Bulbe* et un muscle appelé *Constricteur.* Les bulbes consistent en deux renflements en forme de poire ; les grosses extrémités sont situées en arrière et les petites viennent se réunir et se confondre au-dessous du petit appendice érectile.

Ils forment un bourrelet qui vient enserrer tout corps qui viendrait à être introduit dans le conduit.

Les bulbes sont des organes d'érection par congestion sanguine.

Les dimensions moyennes de chaque bulbe congestionné, c'est-à-dire en état d'érection, sont de trois centimètres et demi de longueur, un centimètre et demi de largeur et un centimètre un quart d'épaisseur.

Par leur face inférieure ils reposent sur le pourtour de l'orifice du conduit et par la face supérieure ils correspondent au muscle constricteur.

Le muscle constricteur qui entoure l'orifice du conduit se continue avec le muscle constricteur de l'orifice du canal intestinal ; les deux muscles forment un 8 de chiffre et leurs contractions sont solidaires.

La surface interne du conduit est remar-

quable par ses saillies qui rappellent un peu,
mais en plus fort, les aspérités de la voûte du
palais 'et forment comme des rides transver-
sales.

Ces rides et aspérités sont pourvues à leur
sommet de papilles sensitives excessivement
sensibles et qui correspondent jusqu'à un certain point aux corpuscules voluptueux du petit
appendice.

C'est ce développement de réseau nerveux
d'une finesse extrême, qui détermine l'écoulement muqueux de la tunique interne du conduit,
malgré que cette tunique ne contienne pas de
glandes proprement dites.

Le contact répété de l'eau des injections avec
les papilles sensitives détruit peu à peu leur
sensibilité.

Les parois du conduit sont constituées par
trois tuniques : une tunique muqueuse interne,
une tunique musculaire médiane et une tunique fibreuse externe.

On rencontre dans le conduit de nombreuses
variétés de parasites qui proviennent tous des
organes externes. C'est leur présence qui vient
aggraver les écoulements muqueux en les rendant purulents.

Un seul est spécial au conduit : c'est le

trichomonas ; les autres viennent de l'orifice voisin du canal intestinal, comme les *oxyures,* ou ont été déposés sur les organes externes, comme le *lepthothrix,* habitant ordinaire des bouches à dents cariées, le *mycosis,* espèce de champignon, *l'oïdium albicans* et toutes les variétés de bactéries.

Soins d'hygiène :

L'injection journalière, je l'ai déjà dit, doit être prohibée. Dans l'état de santé, elle est inutile, étant donné, bien entendu, qu'on procède avec un soin méticuleux à la toilette complète de toutes les parties qui forment les organes externes.

Pourtant, pour ne pas rompre avec les habitudes, elle peut être tolérée une fois par semaine.

Avant tout, je ferai observer que l'injection doit toujours être précédée du nettoyage complet des organes externes. Cette précaution indispensable n'est, on peut le dire, jamais suivie par les femmes ; il en résulte, qu'avec le tube à injection elles portent au fond du conduit toutes les impuretés, germes et microbes qui se trouvaient entre les petites lèvres (d'autant plus qu'elles ont eu bien soin de passer l'extrémité du tube à la vaseline de façon à faciliter le transport des germes pathogènes), et ainsi, au lieu de nettoyer le conduit, elles viennent le contaminer.

La tunique muqueuse du conduit n'est presque jamais malade par sa propre faute; elle attrape toutes ses infections par contagion à cause du dangereux voisinage qu'est pour elle le vestibule et plus particulièrement les petites lèvres et le restant de la membrane hymen, véritable nid à microbes.

Le principal résultat des injections est d'atrophier, de ramollir et de relâcher les parois du conduit qui, étant tapissé de muqueuse, A HORREUR DE L'EAU.

Une femme qui ne prend jamais d'injection se conservera toujours en beaucoup meilleur état qu'une femme qui se livre à cet exercice à jet continu, c'est bien le cas de le dire!

La distension du conduit a pour principale cause les injections multipliées.

Seulement, je le répète encore, parce que je ne saurais trop y insister, le nettoyage des organes externes doit être absolument parfait. Le tampon d'ouate doit pénétrer partout, entre les grandes et les petites lèvres, dans la fosse naviculaire, le long de la fourchette, dans l'orifice du canal intestinal aussi bien que tout autour du petit appendice et sur toute la surface du pénil et du pubis.

La couche d'essence huileuse antiseptique qui termine le nettoyage doit, elle aussi, être appliquée partout, y compris la face interne des petites lèvres et le restant de la membrane hymen.

Voici maintenant l'unique façon de procéder pour une injection scientifiquement rationnelle.

D'abord, pas de pression exagérée et pas de distension des parois du conduit par le liquide.

Certains médecins pour femmes appelés *gynécologistes* insistent, au contraire, sur la nécessité de distendre le conduit en laissant arriver à l'intérieur de l'eau sous une pression d'un à un mètre cinquante en empêchant en même temps la sortie du liquide pour gonfler le conduit et le remplir.

C'est une abominable méthode qui a pour inéluctable résultat d'agrandir démesurément le conduit; aussi, les femmes qui désirent s'éloigner le moins possible de leur ancien état de virginité doivent-elles fuir comme la peste ce pernicieux système.

Le liquide ne doit, pour ainsi dire, que suinter le long des parois du conduit.

Le tube à injection doit être en métal platiné ; il est nettoyé et aseptisé par ébullition dans l'eau.

Ce tube, de section extérieure ovale, est divisé à l'intérieur et en longueur en quatre compartiments par deux lames en croix. Le premier compartiment débouche à l'extrémité du tube ; les ouvertures des trois autres se suivent, échelonnées de deux en deux centimètres. Les trois dernières ouvertures débouchent à la partie supérieure de l'ovale ; de cette façon, le liquide pénètre en même temps dans le conduit par quatre ouvertures placées à deux centimètres 'es unes des autres et avec la même pression.

La pression ne doit pas dépasser trente à quarante centimètres d'eau, ce qui correspond plus ou moins à la femme en position sur son petit meuble avec le réservoir placé sur sa toilette.

Le liquide, bien entendu, ne coule que très lentement, mais c'est justement le but à atteindre.

Quant aux propriétés du liquide à employer, elles doivent correspondre au résultat cherché, qui est d'aseptiser et de débarrasser les muqueuses des mucosités et glaires qui pourraient y être attachées.

Notre cachet à injection (un par litre) contiendra donc : un principe soluble antiseptique et non irritant ; un principe soluble, destiné à faciliter la dissolution et le détachement des mucosités ; et, en troisième lieu, un parfum.

Façon d'opérer. — Remplir le réservoir de métal émaillé avec de l'eau bouillie filtrée à 40° centigrades, et dissoudre dans l'eau un cachet par litre.

Procéder au nettoyage complet des organes avec la liqueur savonneuse ; rincer extérieurement avec le tube à injection (on bouche les trois derniers trous avec les doigts). Graisser l'extrémité du tube à injection avec l'essence huileuse antiseptique ; entrer le tube avec précaution d'environ 8 à 9 centimètres, jusqu'à ce que la buttée d'arrêt arrive en contact avec les grandes lèvres (la buttée d'arrêt est mobile, et on la règle une fois pour toutes, d'après la longueur du conduit). Ouvrir le robinet et laisser couler très lentement. L'opération terminée, sécher avec soin les organes externes, et passer à l'essence huileuse antiseptique.

États maladifs. — Nous ne considérons ici, que deux cas :

A. — Les états inflammatoires de la couche muqueuse du conduit.

B. — Les états d'atonie musculaire ou nerveuse de la tunique musculaire du conduit, du muscle constricteur, des bulbes et des papilles sensitives des aspérités.

A. — **États inflammatoires.** — Toutes les inflammations de la muqueuse du conduit sont d'origine contagieuse due au voisinage. Elles ont été communiquées par les organes externes, et peuvent se communiquer aux organes profonds, utérus et ses annexes. Le premier point sera donc de traiter le premier malade, c'est-à-dire les organes externes, par les méthodes exposées dans la première partie.

Nous nous occuperons maintenant du traitement approprié au conduit.

La méthode physiologique consiste à débarrasser la surface muqueuse des exsudats septiques, pour lui permettre de se guérir elle-même.

Les ennemis qui l'attaquent sont les microbes qui sécrètent des toxines ou poisons, qui irritent et désorganisent le tissu des muqueuses; il faut donc hâter l'élimination des toxines et détruire les microbes qui les fabriquent. Comme les microbes et les toxines pénètrent la couche muqueuse, on ne peut s'en débarrasser mécaniquement par le lavage, et il faut, pour arriver à leur élimination, agir directement sur la muqueuse pour déterminer un excès de sécrétion, qui entraînera les produits nocifs à sa surface, d'où nous aurons la possibilité de les enlever par le lavage.

Quand les muqueuses en seront bien débarrassées, nous agirons alors sur elles pour les calmer et les tonifier, Donc, pour résumer :

1° *Lavage, dissolution des mucosités, antiseptie;*

2° *Excitation des muqueuses pour augmenter la sécrétion;*

3° *Calmer et tonifier les muqueuses.*

Façon d'opérer. — Le soir, avant de se mettre au lit :

M. — Nettoyage et lavage des organes externes à la solution antiseptique forte.

N. — Lavage du conduit par une injection dans laquelle vous dissolvez, par litre, deux cachets pour injection au lieu d'un.

O. — Faites bouillir un morceau de flanelle dans l'eau filtrée; entourez-en (2 à trois tours) le tube à injection ; exprimez l'eau avec un tampon d'ouate aseptisée ; passer sur la flanelle avec un pinceau une couche de liqueur excitante pour muqueuse ; entrer le tube garni dans le conduit ; tournez-le sur lui-même trois ou quatre fois dans un sens, puis dans l'autre ; retirer le tube.

P. — Le matin, recommencez les opérations *M*, *N* et *O*.

Dès que l'écoulement cesse d'être purulent pour devenir clair, fluide, transparent et à peine opalin, vous arrêtez l'emploi de la liqueur excitante.

Vous procédez alors aux opérations *M*, *N* et *O*, en remplaçant dans l'opération *O*, la liqueur excitante par la liqueur calmante.

Dès que l'écoulement a cessé, vous supprimez complètement les lavages, et après l'opération *M*, vous passez à l'opération *O* en remplaçant la liqueur calmante par la liqueur tonifiante.

Dans le cas où, les soins n'ayant pas été pris à temps, l'inflammation du conduit serait grave et les douleurs vives, passer immédiatement après l'opération *M* à l'opération *O* dans laquelle vous remplacez les liqueurs par l'essence morphéique ; — dès que la douleur aura complètement disparu, commencez le cycle des opérations : *M, N, O, P*.

B. — **Les états d'atonie.** — Nous avons à considérer quatre points :

1° *Atonie du muscle constricteur de l'anneau.*
2° *Atonie de la tunique musculaire du conduit.*
3° *Atonie des deux bulbes érectiles.*
4° *Atonie des papilles sensitives de la tunique muqueuse.*

1° **Atonie du muscle constricteur.** — Cette atonie peut avoir deux causes :

1° Une déchirure par forcement, résultant, soit de la nuit de noce avec un mari maladroit, soit d'une grossesse difficile ;

2° Une dégénérescence du tissu musculaire.

Dans le premier cas, le repos du muscle est nécessaire pour permettre la régénération naturelle de la partie endommagée, et l'intervention locale étant inutile devient nuisible.

Dans le second cas, en dehors du traitement interne, qui n'a pas sa place ici, on peut agir localement par deux méthodes.

La première consiste à procéder par révulsion en appliquant journellement sur l'anneau,

après la toilette du soir, une très légère couche
d'huile révulsive annulaire.

La seconde, qui peut être employée concur-
remment, consiste dans le traitement électrique
qui est rendu très facile par le fait que le muscle constricteur de l'anneau ne fait qu'un avec
celui de l'orifice du canal intestinal et qu'en
faisant fonctionner ce dernier, on arrive à faire
travailler le premier.

Les deux méthodes employées concurrem-
ment produisent toujours une amélioration
notable.

**2° Atonie de la tunique musculaire du
conduit.** — Cette atonie est due, neuf fois sur
dix, à l'abus des injections astringentes et des
injections avec accumulation de liquide dans
le conduit. Nous verrons, tout à l'heure, pour-
quoi.

Cette atonie serait difficile, presque impossible même à guérir, si elle était réellement
due à l'atonie propre de la tunique musculaire,
car l'action locale directe est impossible à
cause de la couche muqueuse et l'application
de l'électricité extrêmement délicate.

Généralement, dans les livres qui traitent de
la matière aussi bien que dans les cabinets de

consultation, on prescrit les injections astringentes, alun et tanin ; mais ces deux médi-
caments ne peuvent rien sur la tunique musculaire avec laquelle ils ne peuvent entrer en
contact, ils ne peuvent que resserrer mo-
mentanément la surface seule de la muqueuse,
et encore ce resserrement cède-t-il au premier
effort ? De plus, comme je vais le démontrer,
l'action du tanin et de l'alun produisent un
résultat opposé à celui qu'on doit obtenir.

Pendant le rapprochement des époux, il se
produit une sorte de congestion sanguine et
nerveuse dans les organes dont nous nous occu-
pons ici ; quand le système est en bon état, il
se manifeste des mouvements spasmodiques
ondulants dans la tunique musculaire. Ces
mouvements sont irréfléchis, c'est-à-dire qu'ils
ne sont pas sous la dépendance de la volonté.
Ce sont des mouvements réflexes, résultant de
l'action d'un corps étranger sur les papilles
sensitives de la tunique muqueuse. Ces mouvements sont d'une espèce très primitive ; ils
sont du même ordre que ceux d'une fleur qui
se referme quand on la touche.

Il en résulte que, dans beaucoup de cas sinon
dans tous, quand la tunique musculaire ne
fonctionne pas, c'est par la faute des papilles

sensitives qui ont perdu leur sensibilité et n'actionnent plus le muscle qui ne demande, lui, qu'à répondre à l'appel.

Pourtant, il faut observer qu'à force de ne pas fonctionner, le muscle lui-même s'atrophie, perd l'habitude de se contracter et devient paresseux.

En somme, le deuxième cas, atonie de la tunique musculaire, se confond avec le quatrième, atonie des papilles sensitives, et nous les traitons ici ensemble.

J'insiste pour mieux faire sentir le phénomène.

C'est, je le répète, l'excitation produite par la présence d'un corps étranger sur les papilles sensitives qui détermine la contraction de la tunique musculaire qui vient alors serrer le corps étranger et en quelque sorte l'emprisonner en le massant par des mouvements spasmodiques.

La papille sensitive est comme le bouton de sonnette et la tunique musculaire représente la sonnerie ; pour faire sonner la sonnette, il faut presser sur le bouton et si le bouton est détraqué, l'appareil ne sonne pas, quoique la sonnerie soit en parfait état.

Dans le tube intestinal, nous rencontrons une

formation analogue à celle du conduit ; à l'intérieur, une couche muqueuse, puis une couche musculaire, puis une couche fibreuse.

Une partie des mouvements intestinaux sont aussi de même ordre ; les matières qui se trouvent à l'intérieur de l'intestin excitent par leur présence les papilles sensitives qui mettent en mouvement les muscles circulaires qui, en se contractant les uns après les autres, font progresser les matières ; là encore, l'atonie de la couche musculaire est presque toujours due au manque de sensibilité des papilles sensitives.

On connaît certaines substances qui, mises en contact avec les muqueuses intestinales, surexcitent la sensibilité des papilles et développent ainsi les mouvements musculaires ; nous verrons, tout à l'heure, qu'il en est de même pour les muqueuses du conduit.

Les papilles sensitives du conduit sont beaucoup plus nombreuses du côté de l'orifice que du côté du fond du conduit, comme, du reste, on devait s'y attendre.

Ces papilles sont des éléments nerveux extrêmement délicats, et les deux remèdes généralement recommandés, l'alun et le tanin, ont pour résultat infaillible d'affaiblir, puis de détruire leur sensibilité.

Cet effet de l'alun sur la sensibilité est, du reste, bien connu ; et il est employé à cet effet par tous les saltimbanques qui se préparent à étonner leur public en prenant dans la main des barres de fer rouges ou du plomb fondu.

Vous voyez donc bien que l'emploi des remèdes recommandés produit un résultat diamétralement opposé au but à atteindre.

Règle générale, quand la tunique musculaire du conduit ne fonctionne pas, c'est parce que la sensibilité des papilles sensitives est endormie et il suffit de la réveiller pour que, immédiatement, la tunique musculaire recommence à fonctionner.

Si vous employez l'alun et le tanin, vous détruisez les papilles au lieu de les réveiller, vous n'avez donc que peu de chances d'arriver ainsi au but que vous poursuivez.

Les Arias attribuaient en grande partie la stérilité de la femme à l'atonie de la tunique musculaire ; ils pensaient que des mouvements péristaltiques étaient nécessaires pour faire arriver la semence jusqu'à l'utérus, et leurs savants Richi avaient affirmé, dès la plus haute antiquité, l'importance de la contraction spasmodique de la tunique musculaire pour la génération. Aussi, comme aux Indes la stérilité est considérée, chez la femme, comme la pire des hontes, de nombreuses tentatives avaient-elles été faites pour trouver un remède à cet état pathologique.

Longtemps déjà avant notre ère, les Indous étaient en possession d'un spécifique qui arrivait à revivifier et même à exalter la sensibilité des papilles sensitives, et les épouses des Brahmanes, qui sont répudiées pour cause de stérilité dès la deuxième année de mariage, ne manquaient jamais d'employer ce spécifique avant de recevoir la visite de leur époux.

Très naturellement, il s'est produit des abus et, de nos jours, ce spécifique, abandonné en tant que remède contre la stérilité, a passé entre les mains des courtisanes et des bayadères qui l'emploient uniquement dans un but de raffinement sensuel destiné à exagérer les sensations voluptueuses chez l'homme comme chez la femme, mais ce n'est pas une raison pour rejeter ce spécifique en tant que remède et pour ne pas l'employer dans le seul et unique but de mettre fin à des cas pathologiques.

Mode d'emploi :

Après la toilette des organes externes, entourer le tube à injection d'une bande de fla-

nelle (2 tours) en laissant déborder le métal de
4 centimètres à l'extrémité ; passer au pinceau
sur la flanelle une couche d'essence des Brahmanes ; introduisez avec précaution le tube
garni dans le conduit, donnez deux tours à
droite, deux tours à gauche, puis retirez.

Comme l'atonie des papilles sensitives est
plus ou moins prononcée d'après les sujets, il
existe une série graduée d'essence des Brahmanes classée de A à E ; la classe A est la plus
faible et la classe E la plus forte.

3° Atonie des deux bulbes.—Cette atonie
est liée à la perte de sensibilité des papilles
sensitives de la couche muqueuse et la guérison de ce dernier état amène infailliblement
celle du premier; il n'y a donc rien de particu-
lier à en dire.

C. — **Contractures douloureuses.** — Nous
avions affaire tout à l'heure à une diminution
de la sensibilité ; nous allons avoir affaire maintenant à une exagération de nervosisme qui
siège dans un endroit différent.

L'état maladif auquel nous avons affaire ici
est beaucoup plus commun qu'on ne pourrait le
supposer; il a souvent pour origine les dou-

leurs causées par les premières approches
d'un mari insuffisamment expérimenté ou trop
épris.

Cet état est la cause de beaucoup de trou-
bles dans les ménages, car il détermine chez la
femme une invincible répugnance pour tout
rapprochement de son époux. Cet état est dû,
dans tous les cas, et quelle que soit son origine,
à une exaltation anormale de la sensibilité des
organes externes qui comprennent l'anneau et
son voisinage immédiat. Au moindre attouche-
ment, à la première tentative de pénétration, il
se produit des contractions involontaires, atro-
cement douloureuses qui viennent mettre un
obstacle physique et moral à l'admission de
l'époux.

Le traitement physiologique de cet état maladif consiste à endormir, par action locale, la
sensibilité des extrémités nerveuses pour permettre le rapprochement marital sans douleur
aucune.

Cette manière d'opérer est cent fois préférable à toutes les opérations sanglantes et aux
dilatations forcées avec des instruments spéciaux. L'intervention chirurgicale est coûteuse
et inutile, sans compter qu'elle peut être dangereuse.

C'est le mari lui-même qui, par l'acte normal
seul, doit produire la dilatation sur des organes
suffisamment endormis pour que l'accès soit
facile, et la douleur nulle.

Façon d'opérer. — Trois heures avant le
moment prévu pour le rapprochement, et sans
toilette préalable des organes externes, vous
versez deux mesures de poudre morphéique à
l'intérieur des petites lèvres. Si vous n'avez
personne pour vous rendre ce petit service ou
si vous préférez agir seule, vous vous placez
étendue sur le dos, au lit ou sur une chaise
longue, et vous arrangez une glace d'une façon
quelconque pour bien voir ce que vous faites ;
alors, avec deux doigts de la main gauche
passée par-dessous la jambe, vous écartez les
deux petites lèvres, et avec la main droite vous
versez la poudre morphéique.

Ensuite, vous introduisez dans l'orifice du
canal intestinal un suppositoire morphéique.

Trois heures après, vous remplissez le réservoir à injection d'eau bouillie tiède (25 à 30°),
et après vous être mise en position, vous
entr'ouvrez les petites lèvres avec deux doigts de
la main gauche, et laissez couler l'eau tout doucement pour obtenir ainsi un petit lavage, mais

sans tenter d'introduire le tube dans le conduit, bien entendu.

Ce lavage terminé, vous séchez bien avec un tampon d'ouate aseptisée, puis vous passez une petite couche d'huile parfumée.

Enfin, vous prenez une boule onctueuse parfumée que vous faites entrer tout doucement dans l'orifice du conduit; cette boule met environ dix minutes à fondre.

Quelques minutes après, vous tâtez avec le doigt pour voir si la sensibilité a bien complètement disparu. Si oui, ce qui est le plus probablè, vous pouvez hardiment recevoir votre mari et le laisser vous prouver son amour tout à son aise; c'est lui qui se chargera de l'opétion et remplacera avantageusement le chirurgien, le seul risque à courir étant la survenance d'un bébé neuf mois plus tard. Mais, si en tâtant avec le doigt, vous constatez que la sensibilité n'a pas encore disparu, vous renvoyez au lendemain la visite maritale, et le lendemain vous remettez de la poudre morphéique en vous y prenant cinq heures d'avance au lieu de trois.

Après deux ou trois opérations, vous ne mettez plus qu'une mesure de poudre au lieu de deux, puis, plus que la moitié, puis, plus du tout, et la guérison s'est produite tout simple-

ment sans douleur, sans danger et sans intervention étrangère.

3° **Organes profonds.** — Les soins locaux
personnels étant impossibles en ce qui regarde
ces organes, le sujet sera traité dans le *Vénus
Biblion hippocratique.*

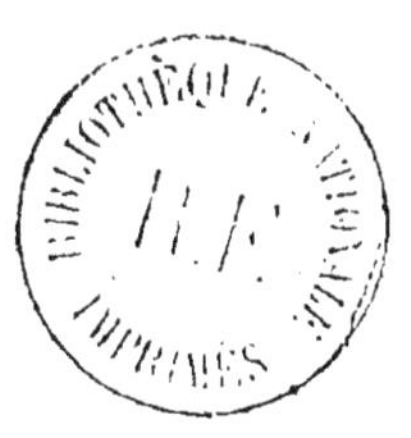

FIN

CATALOGUE DES PRODUITS

DU

VÉNUS BIBLION

———

SOINS INTIMES

CATALOGUE DES PRODUITS

PAR ORDRE ALPHABÉTIQUE

Boules onctueuses parfumées, la douzaine .   3 50
Cachets pour injections, par douzaine. . .   3 »
Essence des Brahmanes, marque A. . . . .   18 »
—   —   marque B. . . . .   21 »
—   —   marque C. . . . .   24 »
—   —   marque D. . . . .   27 »
—   —   marque E. . . . .   30 »
— huileuse parfumée antiseptique. .   5 »
— morphéique. . . . .   6 »
— revivifiante. . . . .   6 »
— révulsive. 3 50
Gelée constrictante. . . . .   4 »
Huile douce parfumée. 3 50
— révulsive annulaire . . . .   5 »
Liqueur calmante. 4 50
—   —   pour muqueuses. 5 50
— contre les folliculites. . . . . . .   4 »
— excitante pour muqueuses. 3 75
— savonneuse parfumée antiseptique.   5 »
— tonifiante pour muqueuses. . . . .   4 »
Poudre souveraine. . . . .   10 »
— morphéique. . . . .   12 »
— pour Bartholinite. 4 50
Solution à pansement 3 50
— antiseptique forte. . . . .   3 »
—   —   parfumée. . . . . . .   4 »

Solution cautérisante.. . . . .   3 50
   —   décongestionnante.. . . . .   4 »
   —   hémostatique. 3 75
   —   révulsive.. . . . .   3 »
Suppositoire morphéique, les six. 4 50

EN VENTE :

A Paris, chez R.-S. FABARON, pharmacien de
1re classe, angle de l'avenue de l'Opéra (36, rue
Saint-Roch).

   Pour la province et l'étranger :

A Berck-Plage (Pas-de-Calais), chez E. BARDIN.
pharmacien de 1re classe.

---

*Franco de port et d'emballage pour tout envoi de 10 francs
et au-dessus*

Expédition contre remboursement

SAINT-DENIS. — IMP. H. BOUILLANT, 20, RUE DE PARIS.

SAINT-DENIS

IMPRIMERIE H. BOUILLANT

20, RUE DE PARIS, 20